AF385349

NOTICE

sur les

SUBSTANCES ALIMENTAIRES,

Communiquée à la Société industrielle de Mulhouse, dans la séance du 28 Janvier 1852, par M. Edouard SCHWARTZ, et publiée par ordre de cette Société.

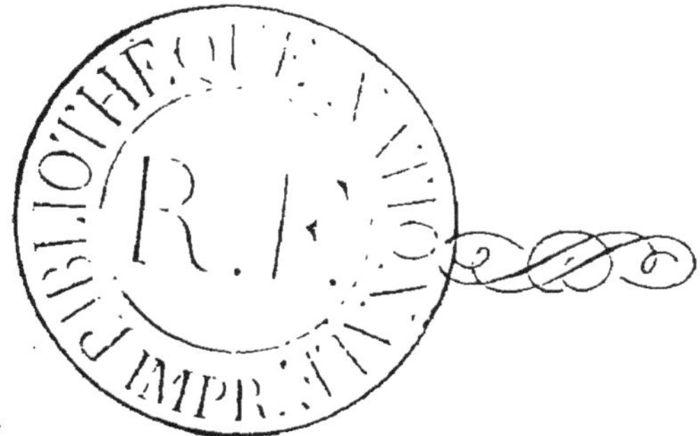

MULHOUSE,

Imprimerie de P. Barat, place de la Bourse N° 2.

—

1852.

INTRODUCTION.

Peu de personnes se rendent compte de l'action chimique des aliments dans l'économie animale ; on ignore généralement leur valeur relative, et il n'est pas rare de rencontrer à cet égard des préjugés que la science est appelée à détruire.

Ce petit résumé comprend les résultats de nombreux travaux faits, dans ces derniers temps, par les chimistes les plus distingués de notre époque. L'intelligence du sujet exige certaines notions chimi-

ques qu'il serait trop long de donner ici ;
cependant il ne sera pas superflu de rap-
peler, parmi les faits de la chimie végétale, ceux qui se rattachent le plus étroi-
tement à la théorie de la nutrition de
l'homme et des animaux.

Coup-d'œil sur la chimie végétale.

Les substances végétales peuvent être divisées en deux classes :

1° Celles qui ne sont composées que de trois éléments gazeux : *l'oxigène*, *l'hydrogène et le carbone* ;

2° Celles qui renferment en outre de *l'azote*.

Les corps de la première classe comprennent eux-mêmes trois variétés :

1° Les substances neutres ;

2° Celles avec excès d'oxigène ;

3° Celles avec excès d'hydrogène.

Les premières renferment deux atomes d'hydrogène pour un atome d'oxigène ; de plus une quantité variable de carbone, exemple : *le bois, la fécule, la gomme, le sucre.* Les secondes sont plus oxigénées que les premières, exemple : les *acides acétique, tartrique, citrique, malique, pectique, etc.* ; enfin les dernières sont au contraire plus hydrogénées que les premières, exemple : *les corps gras ; la cire, les résines, les essences et les liqueurs spiritueuses.*

Quant aux substances végétales azotées on peut en faire deux séries :

1° Les poisons appelés *alcaloïdes* qui contiennent une notable quantité d'azote uni à l'oxigène, l'hydrogène et le carbone dans des proportions peu variables, exemple : *la quinine, la strichnine, la morphine, l'atropine, etc.*

2° Les substances nutritives plastiques qui sont moins azotées que les alcaloïdes, et qui sont toujours unies à une certaine quantité de soufre, ce sont :

1° *Le gluten* (ou fibrine végétale) fourni par les céréales ;

2° *La légumine* (ou caséïne végétale) renfermée dans les pois et les lentilles ;

3° *L'albumine végétale* qu'on trouve dans presque tous les végétaux.

Ce sont là les trois seules matières capables de réparer les forces chez l'homme et les animaux.

Il existe en outre des variétés de ces trois substances ; leur constitution moléculaire est si instable, qu'elles se décomposent avec une extrême facilité, et mettent ainsi le trouble dans l'organisation des matières non azotées avec les-

quelles elles sont en contact. Ce sont *les fer-*
ments ; on les a appelés ainsi, parce qu'ils sont la
cause première des fermentations alcoolique, acétique et putride.

Voyons maintenant comment les végétaux s'ap-
proprient les éléments qui entrent dans leur
composition, et observons d'abord l'action chimique qui s'accomplit dans la graine, pendant
le développement du germe qui y est renfermé.

Toutes les graines contiennent de la fécule
unie à un ferment qui est souvent une des trois
substances nutritives nommées plus haut. La
fécule est destinée à servir de nourriture à la
plante naissante ; mais pour cela il faut qu'elle
soit d'abord transformée en sucre par l'action
du ferment, et sous l'influence de la chaleur et
de l'humidité. Il y a en outre dans la plupart
des graines une matière grasse ou résineuse qui
sert à sa conservation. Enfin la chimie y a découvert les substances terreuses qui sont destinées à former le squelette du frêle tissu de la
jeune plante.

La Providence a si bien réglé dans la graine
la quantité de matière nutritive nécessaire à la
plantule, qu'il y en a juste assez pour la faire

arriver au point de développement où elle peut se procurer elle-même sa nourriture dans le sol et dans l'air. Alors commence une autre série de faits chimiques.

Le tissu végétal est composé d'oxigène, d'hydrogène, de carbone, d'azote, de potasse, de silice, de phosphore, de chaux, de soufre, etc., et les matières terreuses y varient selon la nature de la plante. Les quatre substances gazeuses proviennent à la fois de l'air et du sol. En effet, l'acide carbonique pompé dans le sol par les racines et attiré dans l'air par les feuilles, se décompose sous l'influence de la lumière, de sorte que le carbone reste, et que l'oxigène se dégage. Souvent l'oxigène de l'air est attiré par le tissu végétal et y modifie la nature de la sève. Plus souvent encore c'est l'ammoniaque de l'air qui se fixe dans les parties vertes des végétaux, ou c'est celui du sol qui y arrive par le secours des racines et qui apporte ainsi son contingent d'azote et d'hydrogène.

Il y a des chimistes qui prétendent que tout l'azote renfermé dans les plantes est fourni par l'ammoniaque de l'air et du sol; tandis que les essais les plus récents semblent démontrer qu'elles absorbent une petite quantité de ce gaz, directement dans l'air atmosphérique qui, comme on le sait, en contient les quatre cinquièmes de son volume.

Pendant longtemps on a ignoré par quel agent chimique les substances terreuses sont dissoutes et transportées dans le tissu des plantes. On sait aujourd'hui que c'est par le gaz acide carbonique renfermé dans l'eau de pluie.

Il résulte des explications qui précèdent, que l'air et la terre fournissent simultanément aux plantes les matériaux nécessaires à leur croissance, et que la lumière, la chaleur et l'eau de pluie jouent un rôle important dans les actes chimiques qui s'accomplissent pendant la végétation.

Après ce court exposé nous allons nous occuper des principales substances qui servent de nourriture et de boissons à l'homme et aux animaux; et pour mieux comprendre le rôle chimique que ces substances jouent dans la nutrition, jetons un coup-d'œil sur les fonctions de nos organes digestifs et sur les agents dissolvants qu'ils renferment.

Théorie de la nutrition de l'homme et des animaux.

Nous commençons par broyer la nourriture avec nos dents, en y mêlant la salive; celle-ci renferme une espèce de ferment qui a la propriété de convertir en sucre la fécule de nos aliments, qui n'est assimilable qu'à cette condition. Après cela le bol alimentaire séjourne pendant quelques heures dans l'estomac où il se présente un second ferment (la muqueuse de l'estomac) qui dissout avec le secours de deux aides (l'acide chlorhydrique et l'acide lactique) toutes les matières azotées. Après la sortie de l'estomac, les aliments sont mélangés d'une certaine quantité de bile qui opère en partie la dissolution des graisses. Plus loin le suc pancréatique, en s'unissant aux matières qui restent, termine la dissolution des graisses et complète l'action de la salive sur la fécule. Enfin le suc que sécrètent les intestins extrait les dernières parties nutritives qui se trouvent dans le bol alimentaire.

Il est à remarquer que la bile, le suc pancréatique et le suc intestinal contiennent un excès de soude qui est destiné à saturer les acides provenant de la digestion qui se fait dans l'estomac:

Les liquides qui résultent de l'action dissolvante de ces différents agents chimiques sont absorbés à mesure qu'ils prennent naissance, et ils sont conduits dans les vaisseaux sanguifères qui aboutissent aux poumons. Dans cet organe se termine l'acte de la sanguification, par l'action de l'oxigène de l'air que nous respirons. Le sang qui se colore en rouge au contact de ce gaz, est alors soumis à l'action mécanique du cœur qui le pousse dans les grandes artères, d'où il est distribué dans toutes les parties du corps, par une infinité de ramifications.

Il nous reste à expliquer comment les matières renfermées dans le sang contribuent à la croissance du corps, à la réparation des forces épuisées par le travail, et à la production de la chaleur animale.

Voyons d'abord de quoi le sang se compose : on y découvre avant tout *la fibrine et l'albumine*; la première est une matiére filamenteuse qui se sépare de la partie liquide aussitôt que le sang est sorti du corps.

La seconde reste dissoute dans le liquide et ne se coagule qu'à un certain degré de chaleur, tout comme le blanc d'œuf avec lequel elle est identique par sa composition Ce qu'il y a de remarquable, c'est que la fibrine et l'albumine animales sont composées, à peu de chose près, comme la fibrine, l'albumine, et la caseïne des végétaux.

Le sang renferme bien aussi de la caséïne qui est identique avec la caséïne végétale ; mais on trouve surtout cette substance dans le lait qui n'est que du sang transformé en liquide nourricier.

On trouve encore dans la partie liquide du sang : du sel marin, du phosphate de soude, du phosphate de magnésie, du phosphate de chaux, du sulfate de potasse et même de la silice. Enfin on y découvre la graisse et le sucre qui ont été assimilés dans la digestion, et quelquefois une petite quantité des liqueurs spiritueuses récemment absorbées.

Quant à la matière colorante du sang, elle forme une substance à part qui a pour base de l'oxide de fer en combinaison avec des matières organiques.

Les substances azotées et celles non azotées qu'on trouve dans le sang ont un but bien différent, ainsi que nous allons le voir.

Il est bien démontré que le sucre, les spiritueux et une partie des graisses disparaissent
dans le sang sans laisser aucune trace ; tandis
qu'on trouve les matières azotées inaltérées dans
tous les organes du corps ; aussi les chimistes
ont-ils acquis la certitude que les parties non
azotées de nos aliments n'ont d'autre destination
que d'être brûlées par l'oxigène en mélange dans
le sang, et de produire ainsi la *chaleur animale.*
La graisse est le seul corps non azoté qui ne soit
pas détruit entièrement ; car une partie de celle
que nous prenons dans la nourriture se dépose
dans le tissu adipeux, dans la matière cérébrale
et dans le lait, lorsqu'il y a secrétion de ce
liquide.

L'albumine, la fibrine et la caséine végétales
ou animales admises sans aucune modification
dans le sang, sont destinées au renouvellement
des muscles, des nerfs, des tendons, des mem-
branes et de tous les organes qui s'épuisent par
les efforts corporels, aussi bien que par le travail de la pensée.

La silice qu'on trouve plus particulièrement
dans le sang des oiseaux est destinée à la formation de leur plumage qui en contient une notable
quantité.

Les sels calcaires en dissolution dans le sang constituent la charpente osseuse, et on les retrouve aussi dans les chairs musculaires, en même temps que les sels à base de potasse et de magnésie.

Quant à l'acide phosphorique, il subit une réduction partielle dans le corps; et après s'être transformé en phosphore, il se dépose en grande quantité dans le cerveau.

Essayons de tirer quelques conclusions des données qui précèdent, et établissons tout d'abord cette vérité constatée par la pratique :

1° L'homme ou l'animal qui travaille ne peut réparer ses forces que par la nourriture azotée, et il lui en faut une quantité proportionnelle au travail accompli. Au contraire, un être inactif, pour quelle cause que ce soit, peut se contenter d'une nourriture non azotée pure, ou faiblement mélangée de substances azotées.

2° L'existence du règne animal est subordonnée à celle du règne végétal, puisque l'organisme animal ne peut créer par lui-même aucun de ses éléments nutritifs plastiques, et qu'il les trouve tout préparés dans le règne végétal qui les compose avec les matériaux renfermés dans l'air, l'eau et la terre.

On a observé que l'ours et la marmotte qui dorment en hiver, peuvent se passer de toute nourriture durant plusieurs mois; mais pendant leur sommeil, l'oxigène qu'ils respirent brûle la graisse qu'ils ont amassée dans leur corps pendant l'été; et c'est par la chaleur qui résulte de cette combustion intérieure, qu'ils sont à même de supporter le froid de l'hiver.

L'expérience a appris aux hommes la valeur relative de tous les aliments, et la chimie a constaté que cette valeur dépend de la quantité d'azote qu'ils renferment. Avant d'entrer dans les détails relatifs à cet objet, examinons ce que deviennent les matières renfermées dans le sang lorsqu'elles ont produit leur effet.

La chimie nous enseigne que la combustion de la fécule, de la gomme et du sucre ne produit que de l'acide carbonique, tandis que celle des corps gras et des spiritueux produit en outre de l'eau.

Le même effet a lieu lorsque ces substances se brûlent dans le sang; c'est ce que démontre la grande quantité d'acide carbonique que nous rejetons par les poumons, tandis qu'il s'évapore par la peau une quantité d'eau dont peu de personnes se font une idée.

Les matières azotées, après qu'elles ont servi au renouvellement de nos organes, finissent aussi par être brûlées dans le sang, et leur union avec l'oxigène produit l'urée qui est la principale substance de l'urine, et qui se sépare du sang dans les reins, véritable filtre dans lequel ce liquide, avant de rentrer dans la circulation, dépose toutes les substances qui y sont devenues inutiles ou nuisibles. La vessie reçoit finalement tous ces résidus pour les déverser au dehors.

Occupons-nous enfin d'une manière plus spéciale des substances qui contribuent à l'entretien de la vie et à la réparation des forces : ce sont *l'air*, *l'eau*, *le lait*, *les œufs*, *la viande*, *les graminées*, *les légumineuses*, *les pommes de terre*, *la gélatine*, et comme objets accessoires, *le vin*, *le thé et le café*.

L'air.

Peu de personnes connaissent la part qu'a l'air dans la conservation de la santé.

Nous savons maintenant que c'est à l'oxigène qu'il faut en attribuer tout l'effet; aussi a-t-il été constaté qu'un homme adulte, qui a les poumons sains et qui se donne du mouvement, absorbe 750 litres ou environ un kilog. d'oxigène dans les 24 heures. S'il en absorbait moins, tout en continuant de se nourrir, il en éprouverait bientôt un malaise sérieux, par l'accumulation dans le sang des substances qui sont destinées à y être brûlées pour pouvoir s'évacuer.

Comme une partie de l'oxigène que nous respirons est convertie dans le corps en acide carbonique qui sort par les poumons, il en résulte que l'air d'un appartement est vicié par la respiration des personnes qui s'y trouvent, d'où naît la nécessité de le renouveler.

Quelle que soit la température de l'air, la chaleur du sang humain reste constamment entre 38 et 39 degrés cent.; aussi, pour compenser la perte de chaleur que le corps éprouve en hiver, sommes-nous obligés de mélanger à notre nourriture plus de matières combustibles qu'en été; ce sont les spiritueux dont on fait usage dans nos contrées qui produisent cet effet, tandis que certains peuples du Nord arrivent au même résultat, en mangeant une grande quantité de graisse. En été, au contraire, il se produit dans le corps plus de chaleur qu'il n'en faut pour maintenir le sang à son degré de chaleur normale, alors les parties aqueuses s'évaporent en plus grande quantité par la peau, nous sentons le besoin de les remplacer, et nous buvons plus d'eau qu'en hiver.

Un malade couché dans son lit, ne dépensant pas de force et n'éprouvant point de perte de chaleur, peut vivre avec une très-petite quantité de nourriture azotée; cependant, comme il respire continuellement, il faut qu'il prenne de la nourriture non azotée, comme de la gomme ou du sucre, dans le seul but de fournir une matière combustible à l'oxigène qu'il absorbe par la respiration.

On est saisi d'admiration pour les lois qui président à l'équilibration des éléments dans la nature, quand on observe que l'acide carbonique que rejettent les animaux est l'aliment aériforme des végétaux; et que ceux-ci, en s'appropriant le carbone de ce gaz et rendant à l'atmosphère son oxigène, contribuent à l'entretien de la vie des animaux; aussi, par l'effet de cet échange

mutuel, la composition de l'air reste-t-elle constamment la même.

L'air est le véhicule naturel de toutes les éma-
nations, soit végétales, soit animales, et tout en
contribuant à augmenter nos jouissances, il nous
transmet souvent des germes de maladie.

Plus l'air est chargé d'humidité, plus il admet
de corps étrangers; c'est pour cette raison que
les chiens de chasse ne sentent jamais mieux
l'odeur du gibier que par un temps humide.

Rien n'est plus nuisible à la santé qu'un air
froid et humide, car il arrête la transpiration de
la peau, et renvoie dans le corps une quantité
d'humeurs qui sont destinées à en sortir par cette
voie d'excrétion.

L'acide carbonique provenant de notre propre
respiration aussi bien que celui qui se répand
dans l'air par l'éclairage et le chauffage de nos
appartements, est un véritable poison; de là la
pâleur et la santé débile des personnes qui, dor-
mant le jour, passent leurs nuits dans des appartements encombrés de monde et où brûlent un
grand nombre de lumières; de là aussi les maux
de tête que l'on ressent quand on ferme trop tôt
la clé des tuyaux de poêles; car alors le gaz qui

se produit par la combustion lente des braises, ne pouvant pas monter dans la cheminée, se répand dans l'appartement.

Il faut également éviter, dans les habitations, l'odeur des lieux d'aisance; car elle est due à un gaz vénéneux qui est l'hydrogène sulfuré.

Les données qui précèdent suffisent pour donner une idée de l'influence de l'air sur la santé de l'homme et des animaux; d'où nous pouvons conclure qu'il importe d'éloigner de nos habitations tout ce qui pourrait altérer la pureté de cet élément indispensable à notre existence.

L'eau.

Deux volumes d'hydrogène brûlés avec un volume d'oxigène forment de l'eau qui est la substance la plus répandue dans le règne organique. Il faut considérer le corps des animaux et des végétaux comme un assemblage de vaisseaux dans lesquels circule incessamment une grande variété de liquides qui concourent à l'entretien de la vie; aussi l'eau entre-t-elle pour les trois quarts dans le poids du corps des animaux; et les légumes en renferment-ils jus-

qu'aux quatre cinquièmes de leur poids. Mais
l'eau n'est pas seulement destinée à donner de
la mobilité aux matières organiques, elle sert
aussi de véhicule à beaucoup de substances
qu'elle extrait de la terre, et qu'elle transmet
ensuite aux végétaux et aux animaux.

L'eau renferme de l'air dans une proportion
qui dépasse souvent le quart de son volume; et
cet air est en outre beaucoup plus riche en oxigène que l'air atmosphérique. D'après ces données on peut se faire une idée de la grande quantité d'oxigène introduite dans le corps de celui
qui a l'habitude de boire beaucoup d'eau. Dans
le cas de débilité des organes vitaux, où un pa-
reil excès d'oxigène pourrait être nuisible, il
faut jeter un charbon ardent dans l'eau avant de
la boire, pour lui enlever une partie de son oxigène en même temps que pour l'attiédir.

L'eau renferme aussi du gaz acide carbonique
en quantité variable, c'est ce qu'on peut vérifier
facilement en y versant un peu d'eau de chaux
claire; dans ce cas, celle-ci donne lieu à un précipité qui est du carbonate de chaux.

C'est par l'intermédiaire de l'acide carbonique,
que l'eau peut tenir en dissolution un grand

nombre de substances qui sans cela ne s'y dissoudraient pas, telles sont : *la craie, le plâtre, le fer, la silice, etc.*

On a constaté que la craie que l'homme et les animaux s'assimilent par l'eau, est indispensable pour la formation des os, surtout dans les cas où la nature des aliments ne satisfait pas entièrement à cette condition vitale. Quant au plâtre, il ne peut atteindre ce but; ce qui le rend non seulement inutile, mais encore nuisible à l'acte de la digestion.

Quand les sels calcaires sont en trop grande abondance dans l'eau, ils contrarient la cuisson de certains légumes; mais il est facile de remédier à cet inconvénient, en faisant bouillir l'eau avant d'y mettre le légume, ou en y ajoutant un peu de cristaux de soude.

Quand le fer est tenu en dissolution dans l'eau par de l'acide carbonique, il est plutôt utile à la santé que nuisible; car nous savons que ce métal entre dans la composition du sang. Mais quand c'est l'hydrogène sulfuré qui le tient en dissolution, l'eau chargée de cette combinaison est non seulement désagréable au goût; mais elle est encore malsaine.

La silice se trouve en dissolution dans beaucoup d'eaux courantes : sa présence est favorable à l'irrigation des prairies; car cette substance terreuse concourt au développement des graminées, tout comme la craie contribue à la croissance des légumineuses.

Toutes les eaux de fontaine renferment du sel ma n, ainsi que des sels de magnésie et de potasse qui jouent tous un rôle plus ou moins important dans l'économie animale.

On a cru observer qu'une abondance de magnésie dans le sol favorisait le développement du goître; heureusement que dans le plus grand nombre de contrées le remède est à côté du mal, par la présence de l'iode dans l'eau, lequel détruit l'effet de la magnésie.

On trouve rarement de l'eau qui ne renferme des matières animales et végétales en dissolution; ce qui fait qu'elle se détériore peu à peu dans les vases où on la conserve; dans ce cas, on peut la purifier en la filtrant à travers du charbon et de la pierre-ponce.

Toutes les fois que nous buvons beaucoup d'eau, soit pure, soit sous forme de tisane ou d'infusion, nous stimulons les excrétions urinaire et cutanée; et c'est de cette manière que cette boisson devient un remède très-simple contre certaines indispositions. Toutefois faut-il que dans ce cas l'eau qu'on boit soit dans de bonnes conditions hygiéniques.

Il résulte de toutes les données renfermées dans ce chapitre, que l'eau joue un rôle important dans l'économie animale et que la santé de l'homme et des animaux est beaucoup plus dépendante de la nature de cette boisson, qu'on ne le pense communément.

Le lait.

Comme le lait est destiné par la nature à servir de nourriture exclusive, jusqu'à un certain âge, à l'homme et aux mammifères, il doit renfermer toutes les conditions d'une alimentation complète; et en effet, il s'y trouve une matière azotée, appelée caséïne, capable de se transformer dans le corps en albumine et en fibrine, par un simple changement dans sa disposition moléculaire. Il y a en outre du sucre en proportion convenable pour produire la chaleur animale; de plus, il y a de la graisse en quantité suffisante

pour constituer tous les organes où cette substance abonde ; enfin, on y a découvert différents
sels : *le phosphate de chaux* pour former les os,
les phosphates de magnésie et de potasse, comme
compléments de la fibre musculaire, même le
phosphate de fer pour colorer le sang, et *le sel
marin* pour fournir les éléments de la digestion.

Cent parties de lait de vache renferment quatre parties de caséïne, 4 1/2 parties de sucre,
3 1/2 parties de beurre, 1/2 partie de sels di-
vers ; le reste est de l'eau.

Le lait de la femme est un peu moins subs-
tantiel, mais plus sucré que le lait de la vache.
Le lait de chèvre est à la fois plus nutritif, plus
gras et plus sucré. Le lait d'ânesse contient beaucoup moins de matières nutritives ; mais beaucoup plus de sucre.

La caséïne est tenue en dissolution dans le
lait par de la soude, tandis que la partie grasse
n'est qu'en suspension dans le liquide, sous
forme de petits globules qu'on voit distinctement
au microscope.

La sucre de lait se transforme facilement en
acide lactique, sans qu'il y ait ni addition, ni
soustraction d'aucun de ses éléments, et par la

seule raison que les atomes se groupent différemment. A mesure que cet acide se forme, il sature la soude qui tient la caséine en dissolution, de sorte que celle-ci se précipite à l'état cailleboté. Un effet analogue a lieu dans la fabrication des fromages, où la soude est saturée par l'acide renfermé dans la membrane muqueuse de l'estomac des jeunes veaux; mais, pour cet effet, on chauffe le lait, ce qui produit un précipité plus compact que celui qui se fait à froid. Le fromage est un mélange de beurre et de caséine qui contient tout le phosphate de chaux et une partie du phosphate de soude provenant du lait, ce qui explique les propriétés nutritives de cette substance. L'odeur que le fromage acquiert en vieillissant provient de la décomposition du beurre; elle est principalement due aux acides butyrique et caprique.

Pour faire le beurre, on agite le lait, de manière à provoquer les globules de graisse à s'aglomérer et à se réunir en masse; mais ce but ne peut être atteint que lorsque le lait a dix ou douze degrés de température. Quand il est plus chaud, les globules sont trop moux pour adhérer; tandis qu'ils ne sont pas assez visqueux quand le lait est trop froid.

Pour empêcher le lait de s'aigrir ou de trancher par l'ébullition, il faut y ajouter une petite quantité de bicarbonate de soude.

Il n'existe pas de moyen exact pour déterminer la qualité du lait. L'aréomètre peut induire en erreur; car il indique moins de degrés pour un lait gras, tout comme il en indique moins pour un lait étendu d'eau. Il est également impossible de juger de la quantité absolue de beurre renfermée dans un lait par celui qui surnage après un temps de repos; car un lait étendu d'eau abandonne plus de beurre qu'un lait inaltéré.

Le beurre ne renfermant point de matières azotées, ne peut pas être considéré comme un aliment qui répare les forces épuisées, il ne joue dans l'organisme que le rôle de toutes les autres graisses.

L'œuf.

La destination de la partie liquide de l'œuf étant celle de faire arriver l'ambrion au développement d'un animal complet, on pourrait considérer le jaune et le blanc réunis comme une nourriture normale, s'ils contenaient du sucre ou de la fécule. Cet aliment respiratoire y manque, parce que l'animal renfermé dans l'œuf absorbe de l'oxigène à travers sa coquille, non pour respirer et produire de la chaleur naturelle, mais pour compléter la composition de ses organes.

En comparant au lait les substances renfermées dans l'œuf, on trouve les résultats suivants : au lieu de caséïne il y a de l'albumine tenue en dissolution par la soude ; au lieu des phosphates tout formés on y découvre le phosphore à l'état libre, surtout dans le jaune, où il est combiné à une graisse qui peut être considérée comme l'équivalent du beurre dans le lait. Du reste, l'œuf est pourvu des sels à base de potasse, de soude, de chaux et de magnésie nécessaires à la formation de tous les organes vitaux. En résumé, l'œuf ne peut être considéré comme une nourriture complète que lorsqu'il est associé au sucre ou à une substance amylacée.

La viande.

Les éléments gazeux qui entrent dans la composition de la chair musculaire, sont si bien les mêmes et selon les mêmes proportions que celles du sang, que la chair peut être considérée comme du sang solidifié. Il y a cependant entre eux cette différence, que la chair est légèrement acidulée par l'acide lactique, tandis que le sang est alcalin par un excès de soude. On a également remarqué que dans la chair ce sont les sels à base de potasse qui prédominent, tandis que dans le sang ce sont ceux à base de soude; l'un et l'autre renferment les phosphates de chaux, de magnésie et de fer, à peu près dans les mêmes proportions.

Cent parties de chair musculaire dégagée de sa graisse, contiennent 15 à 18 parties de fibrine, 3 à 4 parties d'albumine, 2 à 3 parties de substances inorganiques solubles, et 77 parties d'eau. Les chimistes ont reconnu dans toutes les chairs une substance nutritive particulière, qu'ils ont appelée *créatine*; sa composition diffère un peu de celle des autres matières azotées, et elle s'en distingue surtout par sa grande solubilité dans l'eau. La chair des poules en renferme le plus, puis vient la chair du gibier, ensuite celle du bœuf, du mouton, du porc, et en dernier lieu celle du veau et des poissons.

C'est une erreur de croire que la gélatine contenue dans le tissu organique de la viande soit propre à réparer les forces; elle peut au besoin remplacer les aliments respiratoires; mais sa composition diffère trop de celle de l'albumine et de la fibrine pour qu'elle puisse remplacer ces substances dans le corps. On a reconnu par des expériences positives faites dans certains hôpitaux de Paris, que le bouillon fait avec des os n'était nullement nutritif. Cette substance rend bien le bouillon plus gélatineux et plus agréable, mais elle n'augmente pas ses qualités nutritives.

En jetant un coup-d'œil sur l'ensemble des éléments qui composent la chair musculaire, on remarque aussitôt que les matières propres à produire de la chaleur animale, y sont dans une trop faible proportion. L'homme ne pourrait, sans danger pour sa santé, se nourrir exclusivement de viande, tandis qu'il remplit toutes les conditions d'une bonne alimentation, s'il consomme en même temps des substances amylacées, mucilagineuses, sucrées et spiritueuses.

Les différentes viandes, malgré la variété de leur apparence et de leur goût, renferment cependant la fibrine et l'albumine dans les mêmes proportions ; la graisse et la créatine s'y trouvent seules dans des proportions variables, et l'eau est un peu plus abondante dans la chair des poissons que dans la chair des animaux terrestres.

Lorsqu'on prépare du bouillon, on peut procéder de deux manières différentes, selon le but qu'on se propose :

1° Quand on veut obtenir un bon bouillon aux dépens de la viande, il faut mettre le bœuf dans l'eau froide et ne chauffer l'eau que très-lentement, de manière à ce que la créatine, l'albumine, la gélatine et les sels à base de potasse et de magnésie puissent être extraits jusqu'à une certaine profondeur du morceau, avant que la coagulation de l'albumine n'ait lieu ; par ce procédé, la viande devenue fibreuse et indigeste ne contient plus que de la fibrine, un peu d'albumine coagulée et du phosphate de chaux ;

2° Quand, au contraire, on veut conserver à la viande une partie de ses éléments nutritifs et de son goût, il faut la mettre de suite dans l'eau bouillante ; dans ce cas, l'albumine se coagulant immédiatement, remplit tous les pores, et empêche l'eau de pénétrer jusqu'à l'intérieur du morceau, qui ne perd alors que les parties solubles de la surface. Le bœuf ainsi traité est plus tendre, plus succulent et plus nutritif, mais le bouillon est moins bon. Dans les deux cas, l'albumine qui se dissout dans l'eau est perdue; car les grumeaux coagulés qu'elle y forme, sont écartés par l'écumoire. En résumé, on profite mieux de toutes les parties en rôtissant la viande.

Graminées, légumineuses et pommes de terre.

Nous réunissons ces différentes substances alimentaires dans un même chapitre, pour être mieux à même d'établir une comparaison entre leur valeur nutritive plastique. Celle-ci dépend entièrement de la quantité d'albumine, de fibrine ou de caséine végétale qu'elles renferment; car nous savons maintenant que le sucre, la gomme, la fécule et la graisse ne sont pas destinés à la réparation de nos forces, mais à la production de la chaleur animale.

Les pommes de terre contiennent 2 1/2 p. 0/0 d'albumine;

Le riz. . . . 8 p. 0/0 d'albumine et de fibrine;

Le maïs . . 14 p. 0/0 d'albumine et de fibrine ;
Le froment, 16 à 18 p. 0/0 d'albumine et de fibrine ;
Les fèves. . 23 p. 0/0 de caséine ;
Les pois . . 26 p. 0/0 de caséine ;
Les lentilles. 37 p. 0/0 de caséine.

Dans toutes ces substances, la fécule varie entre 40 et 80 p. 0/0, et la pomme de terre n'en contient même que 20 à 25 p. 0/0. On a reconnu dans toutes plus ou moins de matière grasse ; mais dans le maïs on en a trouvé le plus. On a aussi découvert dans toutes des phosphates de chaux, de magnésie et de fer, ainsi que des sels à base de soude et de potasse : en un mot, les mêmes sels qu'indique aussi l'analyse de la chair.

En prenant le froment pour point de comparaison dans le tableau précédent, on voit que le maïs s'en rapproche le plus en valeur nutritive, que le riz vaut la moitié et les pommes de terre le sixième. Enfin, la valeur nutritive des fèves est 1 1/2 fois aussi forte, et celle des lentilles est 2 fois aussi forte que celle du blé.

Quant aux raves, choux, carottes et autres légumes, on n'y a trouvé que 1 à 1 1/2 p. 0/0 de matières nutritives.

Un fait remarquable pour la science, est que

les Chinois ont préparé du fromage avec les pois, longtemps avant que les chimistes n'y eussent reconnu la caséïne. Dans ce but, ils en font d'abord une purée dont ils précipitent la caséïne avec un peu de plâtre. Le précipité pâteux qui en résulte est salé, modelé et soumis à une fermentation lente, tout comme nos fromages.

L'expérience et la théorie sont d'accord qu'un homme qui travaille, doit prendre 5 parties de nourriture amylacée ou sucrée, pour une partie de nourriture azotée, et cette proportion est aussi celle qu'on trouve dans la farine de froment; d'après cela, le pain peut être considéré comme le type d'une bonne nourriture pour l'homme qui travaille. Par contre, la pomme de terre ne suffit dans aucun cas où il s'agit de réparer des forces épuisées; mais quand elle est consommée avec la viande, elle est un accessoire très-convenable.

Pour faire le pain, on commence par réduire les graines en farine, en même temps qu'on sépare le son. Dans cette opération, on ne tient pas généralement compte des enseignements de la chimie qui nous apprend que la matière azotée (Gluten) est plus abondante près de l'enveloppe du grain, et devient de plus en plus rare vers le milieu; en effet, par la mouture du froment, on en sépare environ 18 à 20 p. 0/0 de son, dont la moitié est de la farine deux fois aussi riche en matière azotée que la farine ordinaire, et contenant en outre 5 p. 0/0 de matière grasse. Faut-il s'étonner alors que le son soit si efficace pour l'engraissement des bestiaux, et ne peut-on pas conclure de là que le pain bis, dans lequel il entre du son moulu, est beaucoup plus nutritif que le pain blanc?

Après avoir fait une pâte avec la farine, on la soumet à une fermentation alcoolique, et quand elle est suffisamment levée, on la met dans le four. Pour exciter cette fermentation, on mêle à la pâte soit de la levure de bière, soit du levain de farine. La première est alcoolique, la seconde est acide; celle-là serait donc plus conforme au but qu'on veut atteindre, si la matière amère qu'elle contient n'en bornait pas l'usage, ce qui fait que dans le plus grand nombre de cas on fait usage du levain de farine, lequel étant *acide* exige une certaine pratique pour n'exciter dans la pâte qu'une fermentation *alcoolique*.

Pendant celle-ci, il se dégage du gaz acide

carbonique qui est divisé dans la masse par le travail mécanique; en même temps le gluten, gonflé par l'eau et cédant partout à l'action du gaz naissant, contribue à maintenir la pâte à l'état levé jusqu'à ce que la cuisson vienne consolider cet état. La partie intérieure du pain n'atteint jamais dans le four une température supérieure à 100°, qui suffisent pour convertir la fécule en substance gommeuse et en faciliter la digestion.

Nous terminerons ce chapitre par des considérations générales sur l'engraissement des bestiaux, en nous appuyant sur les données qui précèdent.

L'engraissement est un traitement alimentaire anormal, par lequel on met un animal dans un état contre-nature; aussi faut-il le tuer aussitôt qu'il est arrivé au point culminant, au risque de le voir dépérir. La première condition à remplir pour réussir, est le repos; car l'animal qui ne dépense pas de forces n'use pas de muscles, et n'a pas besoin d'en remplacer; ce qui fait que la majeure partie de sa nourriture est employée à faire grossir ses organes vitaux et à augmenter le tissu cellulaire, destiné à recevoir la graisse qui provient en partie des corps gras qu'il mange, et en partie des substances amylacées converties en graisse.

Cette transformation exige une explication que voici : l'amidon, la gomme et le sucre renferment l'hydrogène et le carbone dans la même proportion que les graisses, mais tous les trois contiennent beaucoup plus d'oxigène que celle-ci ; les organes digestifs n'ont donc qu'à enlever à ces substances une partie de leur oxigène pour en faire de la graisse. Comme cette opération ne se fait que quand il y a assimilation d'une suffisante quantité de matière azotée pour former le tissu adipeux, il s'en suit que dans l'engraissement il faut toujours mélanger la nourriture grasse ou amylacée d'une quantité convenable de nourriture azotée.

D'après ces principes confirmés par la pratique, la pomme de terre seule est impropre à engraisser un animal, tandis que lorsqu'elle est unie à la farine, au son, au lait, aux résidus de cuisine, etc., sa fécule se convertit partiellement en graisse. Le savoir-faire de l'engraisseur consiste donc à combiner les aliments azotés et non azotés dans certaines proportions, et dans les conditions les plus avantageuses sous le point de vue économique.

Le vin.

La partie spiritueuse du vin est le résultat de la décomposition du sucre contenu dans le jus de raisin ; en effet, dans la fermentation, un atome de sucre se décompose en un atome d'alcool et deux atomes d'acide carbonique, si bien qu'en réunissant le poids de ces deux produits, on retrouve le poids du sucre. Cette décomposition ne se fait que par l'intervention d'une substance azotée de la nature de celles qu'on appelle ferments. Les molécules des ferments sont si faiblement liées entre elles, qu'elles se séparent aisément au contact de l'air, et mettent ainsi le trouble dans les éléments du sucre avec lequel elles se trouvent en contact.

Le moût se conserve pendant un temps illimité, quand on parvient à le preserver entièrement du contact de l'air ; c'est sur ce fait qu'est basé l'art de conserver les fruits et les liqueurs sucrées. Ce but est atteint plus sûrement encore quand on soumet à l'ébullition la substance à conserver; car à ce degré de chaleur la matière albumineuse se coagule, de sorte que l'oxigène de l'air y a moins de prise.

Dans la fermentation, la substance azotée, en se combinant à l'oxigène, change elle-même de nature et devient insoluble; dans cet état elle constitue ce qu'on appelle la lie.

Les agents de fermentation peuvent se trouver en proportion variable dans le jus de raisin, ce qui donne lieu à des résultats très-différents relativement à la nature des vins. Quand la composition du sol et son exposition sont telles que le raisin a pu en extraire beaucoup de matières azotées et qu'en même temps il s'y est développé peu de sucre, on obtient un vin qui passe facilement à l'état de vinaigre; car le même ferment qui provoque la fermentation vineuse, donne lieu à la fermentation acétique par une continuité d'action; tels sont la plupart des vins rouges dont la matière colorante est très-azotée. Quand, au contraire, le moût est très-sucré et contient peu de ferment, on obtient un vin qui reste toujours doux; certains vins d'Espagne et d'Italie sont dans ces conditions. Il résulte de là, que quand on veut corriger un vin par une addition de sucre, il ne faut pas en mettre plus que ne le comporte la quantité de ferment renfermé dans ce vin.

La transformation du sucre en alcool et acide carbonique, n'est pas le seul fait qui s'accomplisse pendant la fermentation; il y a en outre l'action des acides végétaux sur l'aloool naissant, d'où résultent différents éthers qui donnent au vin leur bouquet, tels sont : les éthers œnanthique, acétique et butyrique. Ces produits éthérés ne naissent qu'à une basse température et lors d'une fermentation lente, si bien que le goût du vin en souffre toutes les fois que ces deux conditions ne sont pas remplies. Il est également à remarquer qu'il ne faut pas trop laisser mûrir le raisin, afin que les acides végétaux n'y disparaissent pas complétement, puisqu'ils jouent un rôle si important dans la production du fumet. Cette observation ne s'applique du reste qu'aux pays méridionanx, où il arrive assez souvent qu'on fabrique des vins forts sans bouquet, pour avoir trop laissé mûrir le raisin.

Par ce qui précède, on voit que le vin n'est nullement propre à réparer les forces; cependant il peut provoquer une assimilation plus complète des aliments par l'action stimulante qu'il exerce sur les organes digestifs. Une petite quantité est sans doute plus efficace dans ce cas qu'une forte dose.

Le café.

Les substances que la chimie a reconnues dans le café, et qui méritent plus particulièrement de fixer notre attention, sont 9 p. 0/0 de caséine végétale, 10 p. 0/0 de matières grasses de nature diverse, et 4 p. 0/0 d'une substance azotée appelée caféïne, qui est remarquable par la quantité d'azote qu'elle contient; car après l'urée, c'est le produit organique le plus azoté connu. Elle agit d'une manière très-active sur les nerfs, ce qui fait que le café est employé comme antidote contre les empoisonnements par l'opium.

D'après la quantité de caséine végétale, renfermée dans le café, celui-ci pourrait être considéré comme une substance nutritive équivalente au riz, si on en faisait le même usage que quelques peuples orientaux qui le grillent peu, le réduisent en poudre fine et en boivent l'infusion mélangée du marc, à peu près comme nous faisons avec le chocolat. Le traitement auquel nous soumettons le café, nous fait perdre cette partie nutritive, parce qu'elle est insoluble dans l'eau. Nous recherchons surtout l'arome qui se produit par le grillage à un certain degré de chaleur. On ne sait au juste quelle partie du café donne naissance au principe aromatique; la matière cornée de cette semence y contribue en tous cas; cependant il est probable que plusieurs éléments concourent simultanément à la production de l'arome pendant le grillage.

L'excitation nerveuse qu'occasionne la caféïne peut aussi être considérée comme un des motifs de la consommation du café. Comme une partie de cette substance, ainsi que la partie aromatique, sont volatiles, il faut avoir soin de faire en vase clos le grillage aussi bien que l'infusion, pour éviter les pertes.

Le café au lait accompagné de pain, est généralement considéré comme une bonne nourriture, non seulement à cause de la richesse alimentaire du lait et du pain, mais encore parce que la caféïne dispose les organes digestifs à une assimilation plus complète des parties nutritives.

Le thé.

La différence entre les thés verts et les thés noirs provient de la manière de les traiter dans le grillage. Les premiers sont torréfiés par la vapeur, et les seconds dans une bassine en fonte placée sur le feu ; les deux sortes sont malaxées d'une certaine manière pendant qu'elles sont chaudes, afin de déterminer les feuilles à se rouler sur elles-mêmes.

Le thé renferme 15 à 18 p. 0/0 d'une substance tanante, semblable à celle de l'écorce de chêne, de plus, 1 1/2 à 2 p. 0/0 d'une essence odoriférente, et 6 p. 0/0 de théïne, dont les propriétés et la composition chimique sont les mêmes que celles de la caféïne. On y a reconnu en outre 15 p. 0/0 de caséïne végétale ; mais cette matière nutritive étant insoluble dans l'eau, est tout-à-fait perdue pour les peuples d'Europe, qui ne consomment le thé qu'en infusion, tandis que les Chinois du Nord en font un véritable aliment, en confectionnant des briques avec les feuilles de thé les plus grossières, qu'on sèche ensuite au soleil et qu'on apprête de différentes manières, lors de la cuisson.

L'action de la théine sur le système nerveux est la même que celle de la caféine; mais elle est moindre dans le thé noir que dans le thé vert, parce qu'il s'en évapore davantage dans le grillage à la bassine que dans celui à la vapeur.

Comme l'huile aromatique du thé est très-volatile, il faut en faire l'infusion en vase clos, et le consommer de suite.

FIN.

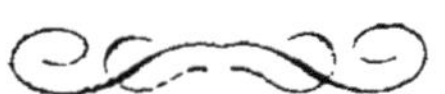